守护健康——北大护理健康科普系列丛书
丛书主编 侯淑肖 万巧琴

心理健康自我管理
——你也可以掌握的认知行为疗法

主　编　吴　超　马池芬

北京大学医学出版社

图书在版编目（CIP）数据

心理健康自我管理：你也可以掌握的认知行为疗法 / 吴超，马池芬主编. -- 北京：北京大学医学出版社，2025. 6.
ISBN 978-7-5659-3409-4

Ⅰ．R749.055

中国国家版本馆CIP数据核字第2025ET5685号

心理健康自我管理——你也可以掌握的认知行为疗法

主　　编：吴　超　马池芬
出版发行：北京大学医学出版社
地　　址：（100191）北京市海淀区学院路38号　北京大学医学部院内
电　　话：发行部 010-82802230；图书邮购 010-82802495
网　　址：http://www.pumpress.com.cn
E-mail：booksale@bjmu.edu.cn
印　　刷：北京溢漾印刷有限公司
经　　销：新华书店
责任编辑：刘云涛　　　责任校对：靳新强　　　责任印制：李　啸
开　　本：787 mm×1092 mm　1/16　印张：4.5　字数：115千字
版　　次：2025年6月第1版　2025年6月第1次印刷
书　　号：ISBN 978-7-5659-3409-4
定　　价：25.00元

版权所有，违者必究

（凡属质量问题请与本社发行部联系退换）

本书由

北京大学医学出版基金资助出版

内容提要

本书由北京大学护理学院心理认知与康复研究团队编写,重点从科普的角度介绍认知行为疗法常见的 10 种认知行为技术。认知行为疗法是一种结构化、目标导向、短程高效及认知取向的心理治疗方法,能够对个体进行有效的情绪调节,治疗常见心理问题和心理障碍,尤其针对抑郁症、焦虑症等心理疾病和不合理认知导致的心理问题效果显著。

本书以心理健康的自我管理为指导思想,以生活中常见的案例作为切入点,以案例分析和讨论为主体内容,引导人们通过案例情境学习认知行为疗法相关知识和技术;通过认知行为技术训练,调整自身的认知方式,纠正对生活事件持有的不合理信念或负性解释,增强正性归因能力,改善负性情绪,激发改变不合理行为的动力,保持健康的心理状态。每部分内容均配以动画视频进行引导训练,方便读者进行学习。

本书是认知行为疗法的入门读物,是通过认知行为疗法进行心理健康自我管理的科普读物,突出实用性和实践性,重点进行认知行为技术训练。希望本书能够帮助初学者初步了解认知行为技术,帮助有心理健康需求的读者调节情绪,特别是帮助老年人提升心理健康自我管理的能力,最终获得幸福的生活。

丛 书 序

人民健康是民族昌盛和国家富强的重要标志，健康中国行动是实施健康中国战略的"路线图"和"施工图"，不仅要从政府的角度提出政策措施，还要对社会和公众提出合理的健康建议，把健康中国战略的理念和要求融入公众日常生活的方方面面。为传递健康知识，普及健康生活方式，提升公众健康照顾技能，助推健康中国战略目标的实现，发挥一流医学院校服务社会的重要职能，以专业力量服务公众健康需求，由北京大学护理学院和各附属医院组成的护理专家团队在为社会大众提供专业护理服务的同时，致力于将健康科普带到千家万户，为人民健康保驾护航。把我们工作中积累的护理专业知识以科普的形式介绍给公众，帮助大家更好地认识健康和疾病，提升全民健康素养，共同构筑健康的第一道防线，是我们创作"守护健康——北大护理健康科普系列丛书"的初衷。

本丛书（第一辑）包含8个分册，涉及居民自我健康管理、常见慢病自我照护、心理健康自我管理、老年常见急症居家应急管理、肺康复指导、透析患者健康指导、关节置换术居家康复等方面，涵盖健康、亚健康和疾病康复期等不同阶段，读者可以根据自身需要进行选择。本书内容编排兼顾医学科普的科学性和通俗性，图文并茂，并附有演示视频，力求科学严谨又不失生动有趣，不仅传播健康照护知识，还非常注重内容的可操作性，读者可以随时将书中所学应用到实际生活当中，具有很强的实用性。

每个人都是自己健康的第一责任人，积极主动地获取健康信息，养成健康的生活方式，提升健康照护的能力，是居民健康素养的重要内容。希望社会公众通过本丛书的学习，不仅增加健康照护知识和技能，也减少因为不了解带来的焦虑，在维护自身和家人健康的过程中多一份淡定与智慧，更好地配合医护人员共同呵护健康。

本丛书也适合广大护理人员和护理专业学生阅读，对他们将来的临床工作会有很多的启发和帮助。

　　本丛书有幸得到2023年度北京大学医学出版基金及北京大学护理学院教材建设和研究项目的资助，从而得以顺利出版，在此表达我们诚挚的谢意！

　　祝愿每一个人都与健康常伴！

前言

随着社会经济水平的不断发展,人们对自身健康的关注度越来越高。在日常生活中,人们在通过合理膳食、身体锻炼等方式维持躯体健康的同时,也逐渐意识到心理健康的重要性,越来越关注自身及身边亲友的心理健康状态。因此,很多人开始学习心理学知识,并将学到的心理学知识应用于生活实践当中,以期能够更好地觉察和认识自己,了解自身和他人的认知和行为模式,最终帮助自己接纳自我,帮助家人获得幸福生活。

在心理学发展的历史中,各种流派纷繁复杂,作为非心理学研究学者的普通人,很难理解众多心理学流派当中的理论学说和名词术语,更不用说将其应用到生活实践当中。相较众多心理咨询技术流派,认知行为疗法(cognitive behavior therapy,CBT)由美国心理学家亚伦·贝克(Aaron T. Beck)于20世纪60年代在治疗抑郁症的过程中提出并发展而来,此后不断完善,逐渐成为国际主流的心理治疗技术,在全球得到了广泛的认可和推广。CBT对于矫正思维从而达到情绪调节的效果较为突出,但是由于其理论性和专业性较强,虽然其理论观点和技术术语较易理解,但是操作一般由经过专业训练的医师或治疗师完成,因此获益人群有限。目前尚缺乏能进行心理健康自我管理的CBT科普化内容,难以将CBT应用到日常实践和生活当中,以使更多的人获益。

认知行为疗法认为决定一个人的行为和感受的不是事件本身,而是他的认知。认知是人们获取和理解知识所涉及的一种心理过程,包括思考、理解、记忆、判断和解决问题等不同的认知过程,属于大脑的高级功能。具体来说,认知是一个人对外界事物的看法或想法,如对自己或他人的想法,对事物的认识,对事件的见解,对外界环境的感受等。正如亚伦·贝克所说:"适应不良的行为与情绪,都来源于适应不良的认知。"在相同的情境下,认知不同,所产生的情绪和行为反应也就不同。认知行为疗法认为焦虑、抑郁等消极情绪的产生主要来源于不合理的认知,通过修正不合理的认知,可有效改善不良情绪,促进心理健康。认知行为疗法基本模型为情境－认知－情绪－行为,通过纠正个体对生活事件持有的不合理信念或负性解释,增强正性归因能力,从而改变由事件或情境引起的负性情绪,该过程在心理学中被称为"认知重评"(cognitive reappraisal)。通过对负性情绪进行调节,改变原来的思维定势,可有效降低负性情绪和行为表达,减轻或预防抑郁和焦虑等心理问题,促进个体的精神健康。

认知行为疗法已经被证实在各个人群均有良好的心理调节效果,具有短程高效的优势。近年来,随着我国老龄化的不断加剧,老年人的心理健康状态受到人们越来越多的关注。为了促进人们的心理健康水平,增强自我心理健康管理能力,我们从众多心理咨询技术流派中提取了认知行为疗法的10种认知行为技术,以老年人生活中常见的案例作为切入点,以案例分析和讨论为主体内容,引导人们通过案例情境学习认知行为疗法相关知识和技术;通过认知行为技术训练,调整自身的认知方式,纠正对生活事件持有的不合理信念或负性解释,增强正性归因能力,改善负性情绪,激发改变不合理行为的动力,保持健康的心理状态,最终提高个体的精神健康、认知功能和社会交往动力。对于没有接触过心理咨询的读者,可以通过本书系统学习认知行为疗法的技术方法,并且直接应用到生活实践当中,解决自己的心理困扰,改善心理健康状态。在主体内容编排上,我们所设计的案例大多基于老年人群体,易于老年人理解和掌握。这些技术和方法同样适用于各个年龄段的人群阅读和使用,读者可以通过阅读相关内容,初步了解认知行为疗法的相关内容。

在本书编写过程中,我们秉承实用与适宜的理念,没有引经据典地追溯各种心理学流派的发展,也没有系统全面地介绍认知行为疗法的理论基础和咨询培训等内容。本书重点关注认知行为疗法的技术方法,以通俗易懂、容易被大家理解和接受的案例分析进行认知行为技术的讲解和训练,具有科普性质,突出实用性和实践性。同时,每部分内容均配以动画视频进行认知行为技术训练的引导。本书所面向的读者群体是普通大众,希望能够帮助人们调节情绪,纠正不当的行为,最终获得幸福的生活。

由于本书编写时间有限，书中内容还需要在具体生活实践中不断打磨、充实和完善，希望读者朋友对不足之处给予批评指正并提出宝贵的意见或建议，我们不胜感激。

吴　超　马池芬

2023 年 10 月

目 录

第一章 破冰预热
介绍认知行为技术训练的目的、方法、具体安排-002

第二章 基础知识
第一节 掌握情境-认知-情绪之间的关系-006
第二节 识别情境，自动思维，情绪、行为和生理反应-007
第三节 了解自动思维、中间信念、补偿策略、核心信念-009

第三章 认知行为技术训练
第一节 反向思考-012
第二节 发散思维-018
第三节 诸多可能-023
第四节 实践检验-027
第五节 权衡得失-031
第六节 比下有余-036
第七节 中庸之道-040
第八节 合理归因-044
第九节 步步为营-049
第十节 长顾后虑-054

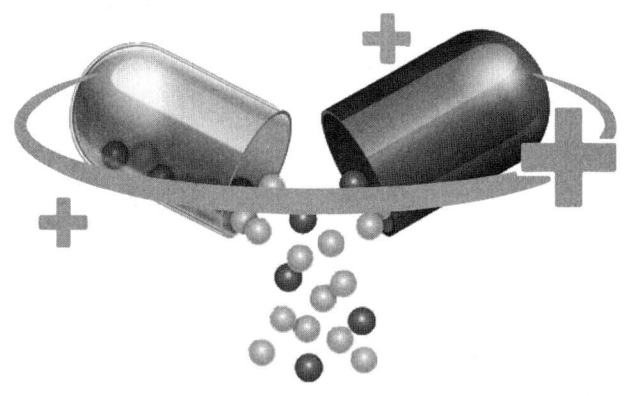

第一章

破冰预热

介绍认知行为技术训练的目的、方法、具体安排

背景：随着生活水平的不断提高，人们对心理健康的关注程度也越来越高。随着老年人年龄的增长和工作生活环境及人际关系的改变，其心理活动也会出现变化，可能会经历各种暂时或长期的负性情绪困扰，如抑郁、焦虑、沮丧等。作为一种国际主流的心理咨询疗法，认知行为疗法能够通过改变认知和行为有效改善不良情绪，促进心理健康，在全球得到了广泛的认可和推广。我们希望通过 24 次认知行为疗法的知识和技术培训，使老年人掌握情绪调节的方法，改变不合理的行为，最终促进老年人的心理健康，提高老年人的生活质量，促进老年福祉。

目的：通过调整认知方式，纠正个体对生活事件持有的不合理信念或负性解释，增强正性归因能力，改善负性情绪，激发改变不合理行为的动力，从而提高老年个体的心理健康、认知功能和社会交往动力。

内容：包括破冰预热、基础知识、认知行为技术训练三部分。

- **破冰预热**：介绍认知行为技术训练的目的、方法、具体安排
- **基础知识**：
  1. 情境-认知-情绪之间的关系
  2. 横向概念化：情境，自动思维，情绪、行为和生理反应
  3. 纵向概念化：自动思维、中间信念、补偿策略、核心信念
- **认知行为技术训练**：
  - 自动思维认知行为技术
    1. 控辩方证据技术
    2. 发散思维技术
    3. 可能性区域技术
    4. 行为试验技术
    5. 代价收益分析技术
  - 中间信念认知行为技术
    1. 评估零点技术
    2. 认知连续体技术
    3. 饼图技术
    4. 多重环节技术
    5. 照见未来技术

方法：训练方案包括24次引导训练，第1次为破冰预热，介绍认知行为技术训练的目的、方法以及具体安排。第2～4次为认知行为疗法基础心理知识和相关概念。第5～24次为10种认知行为技术，分别涉及5种关于自动思维的认知行为技术和5种关于中间信念的认知行为技术。训练过程中，每一种认知行为技术进行2次讲解和讨论，第一次训练通过情境案例导入，从而了解某一认知行为技术，掌握核心技术和关键步骤，在特定的情境下如何进行健康的心理思考，培养健康的思维模式。第一次训练结束时会留下家庭作业，要求留意生活中可以利用该认知行为技术的情境。第二次训练自行回顾生活中遇到的情境或事件，思索如何使用相关认知行为技术改变不合理的认知模式，进而解决不良的情绪、生理或行为反应。同时会进行一项案例讨论，运用上次学过的认知行为技术完成分析，以巩固该项认知行为技术。

介绍认知行为技术训练的目的、方法、具体安排

认知行为技术训练安排：

序号	主题	方式
1	介绍认知行为技术训练的目的、方法、具体安排	动画视频讲解
2	掌握情境－认知－情绪之间的关系	动画视频讲解
3	识别情境，自动思维，情绪、行为和生理反应	动画视频讲解
4	了解自动思维、中间信念、补偿策略、核心信念	动画视频讲解
5	控辩方证据技术学习	基于动画视频的案例分析
6	控辩方证据技术应用	基于动画视频的经验讨论
7	发散思维技术学习	基于动画视频的案例分析
8	发散思维技术应用	基于动画视频的经验讨论
9	可能性区域技术学习	基于动画视频的案例分析
10	可能性区域技术应用	基于动画视频的经验讨论
11	行为试验技术学习	基于动画视频的案例分析
12	行为试验技术应用	基于动画视频的经验讨论
13	代价收益分析技术学习	基于动画视频的案例分析
14	代价收益分析技术应用	基于动画视频的经验讨论
15	评估零点技术学习	基于动画视频的案例分析
16	评估零点技术应用	基于动画视频的经验讨论
17	认知连续体技术学习	基于动画视频的案例分析
18	认知连续体技术应用	基于动画视频的经验讨论
19	饼图技术学习	基于动画视频的案例分析
20	饼图技术应用	基于动画视频的经验讨论
21	多重环节技术学习	基于动画视频的案例分析
22	多重环节技术应用	基于动画视频的经验讨论
23	照见未来技术学习	基于动画视频的案例分析
24	照见未来技术应用	基于动画视频的经验讨论

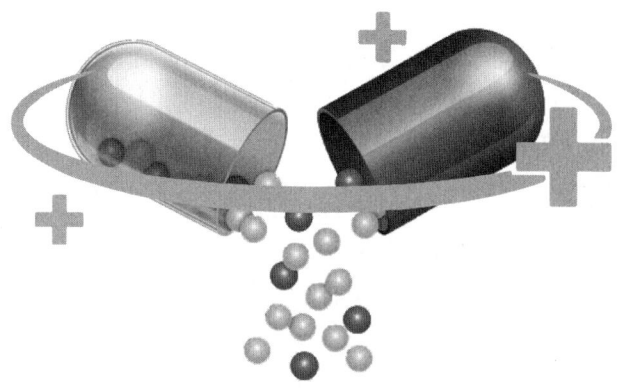

第二章

基础知识

第一节　掌握情境－认知－情绪之间的关系

认知行为疗法将认知疗法和行为疗法相结合，通过认知和行为的改变，改变个体的不良情绪，进而逐渐改变人们内心深处的信念，达到维护心理健康的目的。

认知行为疗法的基本模型：情境－认知－情绪－行为

举例1：早上醒来剧烈咳嗽，吐出一口痰，貌似还有血丝——**情境**
　　　心想：都怪我平日抽烟太多了，是不是患肺病了——**认知**
　　　想到自己可能得了肺病，心情一下紧张了起来——**情绪**
　　　抽时间去医院做了一次体检，并下定决心要戒烟——**行为**

举例2：从衣柜里翻出去年的衣服，竟然穿不进去了——**情境**
　　　意识到自己比之前胖了好多——**认知**
　　　对于自己的胖、穿衣服难看，感到沮丧——**情绪**
　　　下定决心要减肥，拒绝油腻，坚持运动——**行为**

通过以上的例子，我们可以发现，情境是个体产生某种情绪的背景或前提，而决定个体产生何种情绪体验的是认知（观念），也就是说**观念决定情绪**，在相同的情境下，认知不同，所产生的情绪也就不同。但是大多数情况下，情境是既定发生的，大多不可能改变，也不能避免，那么个体的情绪体验关键就取决于他们的认知。比如当身上只剩半瓶水时，有的人就会感觉特别焦虑"只剩半瓶水了，怎么办呀"，而有的人会感到庆幸"幸好还有半瓶水"。不同的人有不同的情绪体验，因为他们有着不同的想法，也就是不同的认知和观念。

观念决定情绪，那是什么决定着人们的观念/认知呢？**个体的观念是由人们的经验所决定的**。个体成长的经历不同，对事物的看法也会不同。从小生活富足的人与经历过饥荒的人对财富和物质的看法可能完全不同。没有经历过饥荒，未曾购买过米面的人，不知道米面的价格，可能无法理解什么是饥饿。可见人的经验决定着观念。

掌握情境－认知－情绪之间的关系

第二节 识别情境，自动思维，情绪、行为和生理反应

认知行为疗法主要关注的核心概念是情境、认知、情绪及行为，也就是情境—认知—反应（情绪、行为、生理）。举例：经常参加老年合唱团的张阿姨得知自己所在的"夕阳红"合唱团要参加区里组织的合唱比赛（情境），担心自己表现不好（认知），感到焦虑（情绪反应），以生病为由不再参加排练（行为反应），心里有一种压抑的感觉（生理反应）。

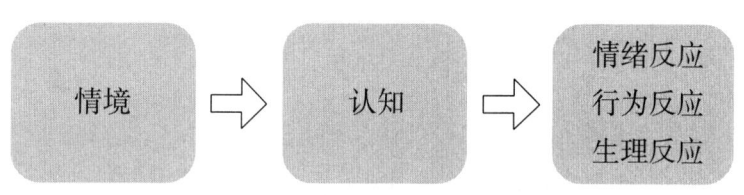

认知行为疗法模型

认知行为疗法之父亚伦·贝克在经典认知行为疗法模型的基础上，对认知进一步分层和叠加，将认知进行了分层解释，把认知分为三个层次：自动思维、中间信念、核心信念。

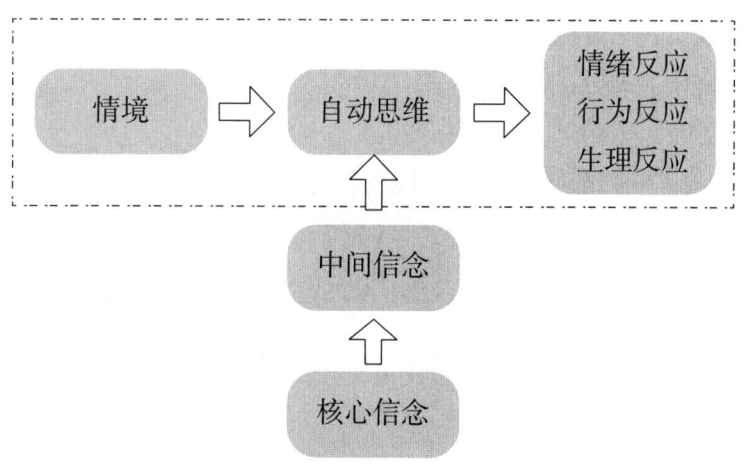

亚伦·贝克的认知行为疗法模型

情境：情境是个体产生某种情绪的背景或前提，而决定个体产生何种情绪体验的是认知（观念）。

自动思维：自动思维是最表层的认知，是对具体情境的具体认识，是人们头脑里自动涌现且完全接受的信念。自动思维取决于人们内心更深层次的信念，这部分内容下节再详细介绍，本节主要学习识别情境，自动思维，情绪、行为和生理反应。认知行为疗法首先通过纠正表层的自动思维，改变对具体情境的认知，从而解决人们的情绪问题，继而改变行为，逐渐改变核心信念。

举例：下楼准备出去吃饭的老王发现自己的电动车倒在了旁边的花坛里，座位上沾了很多泥，心想肯定是附近哪个调皮的孩子故意推倒的。他越想越生气，忍不住对着旁边的树踢了几脚，也没有了出去吃饭的胃口。

在这个案例中，您能识别情境，自动思维，情绪、行为和生理反应吗？

情境：电动车倒在了旁边的花坛里，座位上沾了很多泥

自动思维：附近哪个调皮的孩子故意推倒的

情绪反应：生气

行为反应：踢了几脚旁边的树

生理反应：没胃口吃饭

如果这个案例更进一步发展：老王踢了几脚旁边的树后，发现树干刚刷了白石灰，还没干透，鞋上和裤脚上沾满了石灰，瞬间怒不可遏，认为全世界都跟自己作对，转身气冲冲地上楼回了家，朋友叫他打牌也没理会。

此时，老王的情境，自动思维，情绪、行为反应分别是什么呢？

情境：踢了几脚树干，鞋上和裤脚上沾满白石灰

自动思维：全世界都跟自己作对

情绪反应：愤怒

行为反应：气冲冲地上楼回了家

在日常生活中，您能举出类似的例子吗？

识别情境，自动思维，情绪、行为和生理反应

第三节　了解自动思维、中间信念、补偿策略、核心信念

通过之前的介绍，我们知道认知分为三个层次：自动思维、中间信念、核心信念。自动思维是最表层的认知，是对具体情境的具体认识，是在人们面对特定情境时头脑里自动涌现且完全接受的想法。自动思维取决于人们的中间信念，而中间信念取决于人们内心更深层次的核心信念。

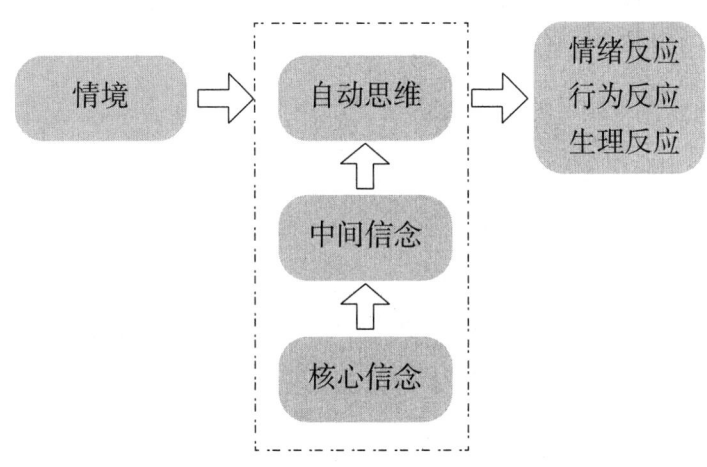

中间信念是介于自动思维和核心信念之间的认知观念，是核心信念的具体表现，是自动思维的心理基础，是一个人做人和做事的方式，如"吃亏就是赚便宜""凡事都要永争第一"。

中间信念包括三个部分：态度、假设和规则。例如，张阿姨的女儿向来乖巧听话，到了适婚年龄，拒绝与家境优渥并且父母认可的对象交往，执意要与来自农村、家境贫寒的大学同学结婚。对于女儿的执拗、不听话，张阿姨既生气又担忧。她认为，女儿如果不听劝，嫁给那个穷小子，一辈子就完了，如果听自己的安排，则前途光明，一辈子幸福。所以女儿必须要听自己安排。

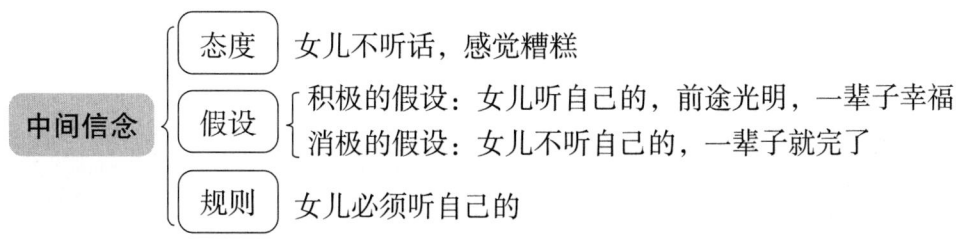

中间信念的产生来源于核心信念，核心信念是人们对自己、对他人、对世界概括性的认识。负性的核心信念是不良情绪和行为的根源。负性的核心信念主要包括对自己、对他人和对世界的信念扭曲。

负性的核心信念

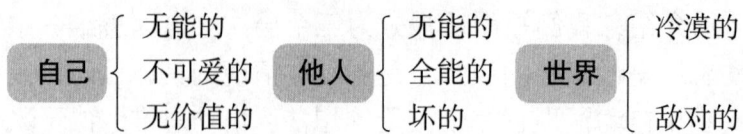

在人们的成长过程中，当形成了负性的核心信念后，人们为了掩盖它，会发展出一系列补偿策略，这些补偿策略就体现在中间信念的规则和积极的假设当中。

（1）努力策略：通过自身努力，积极进取，让自己有能力受欢迎。

（2）回避策略：有意识或无意识地回避不利情境，避免暴露自己的不足。

（3）顺从策略：听从他人的安排，按照他们的要求行事，放弃自己的意愿。

（4）归因策略：对于失败或不良事件的发生，进行原因的分析。

（5）警惕策略：在事件还没发生之前，防患于未然。

（6）自弃策略：通过自我表现差，反向证明自己有能力。

（7）自恋策略：自我认可和赞扬。

当生活中出现一些突发事件，补偿策略不再有效时，就会出现心理问题，如"努力到无能为力""逃避到无处可去""顺从到无所适从"。

了解自动思维、中间信念、补偿策略、核心信念

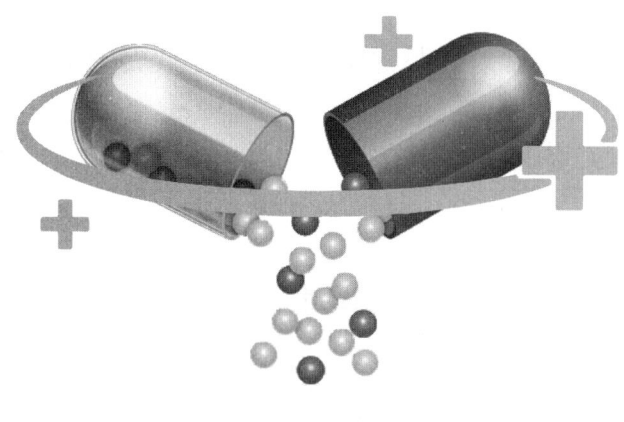

第三章

认知行为技术训练

第一节　反向思考

⊕ 一、控辩方证据技术学习

导语：通过前面知识的学习，我们知道认知是情绪和行为问题的直接原因，改变认知，情绪、行为问题就自然得到解决。那么如何改变自己的认知呢？为了训练健康的思维模式，在日常生活中进行健康的心理思考，维护心理健康，我们可以通过认知行为技术的学习和训练，识别歪曲的自动思维，得到新的思维，改变无效或无用的认知，获得正性情绪和行为。第一个要学习的认知行为技术是**控辩方证据技术**。

在日常生活中，人们的想法往往基于一定的客观事实。但是，有时候这些想法所来源的事实是片面的，人们可能只关注某一部分，忽视了其他的方面，使想法产生歪曲，歪曲的想法可能导致某些负性情绪和不合理行为。控辩方证据技术通过让人们全面了解支持观念的事实以及否定观念的事实，综合分析，纠正歪曲的想法，获得合理的观念，激发正确的行为。应用该技术的核心问题是：这个想法对吗？有证据支持吗？如果想法不合理，应该修正，需要怎么做呢？如果合理，对现在的处境有用吗？如果没有用，应该怎样接纳和处理呢？

案例：老王和老李退休前都是某工厂职工。退休后两个人形影不离，一起参加社区活动，结伴钓鱼，组织朋友打麻将。上周一起打麻将时，老王手气好，一直赢牌，一直输牌的老李逐渐不悦。当老王对老李说："看吧，我今天没让你，你就赢不了了，你今天脑筋不行。"老李听后，十分生气，说"我脑筋确实不好才跟你做朋友，以后不要找我了，我们绝交"，之后气冲冲地摔门离开了。事后，老王一想起好朋友老李的话就非常伤心，也很气愤。老王认为自己长久以来一直迁就老李，老李竟然要与自己绝交，特别没良心，一想到这些，不仅不思茶饭，竟然还出现了失眠。

1. 如果老王是您的朋友，当他向您诉说时，您认为应该怎样帮助老王缓解不良情绪，解决失眠问题呢？

2. 在这个案例中，您能从我们之前的学习中提炼出老王面临的客观情境、自动思维、情绪反应、行为和生理反应吗？

客观情境：与好朋友发生矛盾

自动思维：自己一直迁就朋友，朋友竟然要绝交，特别没良心

情绪反应：伤心、气愤
行为反应：不思茶饭
生理反应：失眠

3. 我们知道，改变情绪的核心是先改变自动思维，找到替代思维。控辩方证据技术是指从相互对立的两个思维出发，分别找出支持的证据，综合结果，做出最后的判断，获得替代思维。

第一步：识别自动思维。
第二步：写出支持自动思维主张的证据。
第三步：写出与自动思维相反主张的证据。
第四步：进行总结，得出合理的结论，也就是替代思维。

自动思维	自己一直迁就朋友，朋友竟然要绝交	
双方	控方	辩方
主张	自己一直迁就朋友，朋友要绝交。	朋友也迁就自己，没有打算绝交。
证据	• 支持（自己一直迁就朋友）控方的证据： （1）上周与老李一起吃饭，自己想吃川菜，老李不想吃辣，想吃广东菜，最后迁就老李，去吃了粤菜。 （2）上个月自己有些感冒，老李约自己去钓鱼，为了不扫他的兴，虽然不太舒服，还是陪他去了。 • 支持（朋友要绝交）控方的证据： （1）连续1周，老李都没有约自己打牌或出去玩。 （2）在小区门口看到老李跟别的朋友一起乘车离开。	• 支持（朋友也迁就自己）辩方的证据： （1）老李对摄影不感兴趣，曾陪自己去公园参加摄影俱乐部活动。 （2）上个月，老李陪自己吃过川菜。 • 支持（没有打算绝交）辩方的证据： （1）以前也吵过架，也说过绝交，但没过几天就好了。 （2）去年儿子结婚的喜宴上，老李当着所有的亲戚朋友说"我们是关系最好的老哥俩儿，无论发生什么，都是一辈子的好朋友"。 （3）前天，老李的老伴包了饺子，还给自己家送了一盘。
合理结论	老李与自己相互迁就，吵架只是因为老李一时情绪不好，绝交是气话，没真想绝交。	

在控辩方证据技术中，需要搜集各种各样的证据，帮助老王发现自己的想法或认知是歪曲的，获得更为合理的认知和思维：老李也经常迁就自己，吵架后没真想绝交。老王伤心和气愤的情绪很快改善，不再胡思乱想，失眠也缓解了。

4. 在认知行为疗法中，除了认知的改变，还可以通过相关行为对自己的结论进行验证。

（1）给老李打个电话，表达自己不想因为几句欠妥的气话影响交情。

（2）去老李家里坐坐，与老李促膝长谈。

5. 老王鼓足勇气给老李打了一个电话，发现老李根本没把吵架当回事儿，最近没约自己出去是因为有个亲戚去世了，老王在小区门口看到的那个人是来接老李的表兄。

6. 对于这个案例您有什么感想？

7. 在日常生活中，您能想到可以应用控辩方证据技术的经历吗？下次会面的时候，我们一起讨论一下。

控辩方证据技术学习

⊕ 二、控辩方证据技术应用

导语： 上次我们学习了控辩方证据技术，从相互对立的两个思维出发，分别找出支持的证据，综合结果，做出最后的判断，改变原来的认知，获得替代思维。我们先回顾一下上次的案例：老王和老李因为打麻将的琐事争执了几句，老李要跟老王绝交，老王认为自己长久以来一直迁就老李，老李竟然要与自己绝交，特别没良心，感到非常伤心、气愤，导致不思茶饭、失眠。通过控辩方技术分析，得到的合理结论是老李与自己相互迁就，吵架只是因为老李一时情绪不好，绝交是气话，没真想绝交。最终老王伤心和气愤的情绪得到缓解，不再胡思乱想，失眠也缓解了。

1. 您生活中有发现某个可以应用控辩方证据技术的情境吗？
2. 在这个情境里，自动思维是什么？
3. 与自动思维相反的主张是什么？
4. 支持自动思维主张的证据有哪些？
5. 支持与自动思维相反主张的证据有哪些？
6. 最终合理的结论是什么？
7. 在此结论的基础上，您有哪些改变？
8. 通过这一认知行为技术的学习，您有什么感想吗？

如果老人无法提供相关情境：询问老人"如果您实在想不出相关的情境，您周围的人有遇到过此类情境吗？"如果依然没有，我们尝试分析一下下面的例子。

案例： 李大妈下周需要做个小手术，手术虽小，但需要全身麻醉，医生告诉她凡是手术都有风险，李大妈还听说有人麻醉后无法醒来。李大妈认为自己身体本来就不好，麻醉后可能就再也醒不过来了，非常焦虑，不愿意去医院做术前的相关检查。

1. 在这个案例中，情境、自动思维、情绪和行为反应分别是什么？
2. 与自动思维相反的主张是什么？
3. 您觉得支持自动思维主张的证据会有哪些？
4. 支持与自动思维相反主张的证据会有哪些？
5. 怎样寻找并验证这些证据呢？
6. 最终合理的结论是什么？
7. 如果您是李大妈的朋友，会对李大妈说什么？

思考后，可以与下一页的参考答案进行对比。

控辩方证据技术应用

案例分析参考答案卡

案例：李大妈下周需要做个小手术，手术虽小，但需要全身麻醉，医生告诉她凡是手术都有风险，李大妈还听说有人麻醉后无法醒来。李大妈认为自己身体本来就不好，麻醉后可能就再也醒不过来了，非常焦虑，不愿意去医院做术前的相关检查。	
1. 在这个案例中，情境、自动思维、情绪和行为反应分别是什么？	**情境**：下周需要做个小手术，需要全身麻醉。 **自动思维**：自己身体本来就不好，麻醉后可能就再也醒不过来了。 **情绪反应**：焦虑。 **行为反应**：不愿意去医院做术前的相关检查。
2. 与自动思维相反的主张是什么？	麻醉后，手术顺利，顺利醒来。
3. 您觉得支持自动思维主张的证据会有哪些？	（1）医生在与自己术前谈话时，谈及手术风险，提到有麻醉后昏迷、无法醒来的风险。 （2）电视新闻上曾经有报道，有人在其他类型的手术麻醉后出现脑部损伤，无法醒来。
4. 支持与自动思维相反主张的证据会有哪些？	（1）通过咨询，医护人员普遍认为此类手术时间短、创伤小，手术成功率很高。 （2）同病房很多患者都经历过该项手术，没有出现不良后果。 （3）近几年该科室没有此类失败病例的报道。
5. 怎样寻找并验证这些证据呢？	（1）询问医生该手术的成功率，或者网上搜索相关科研论文，获取参考数据。 （2）跟同病房病友交流，获得该项手术的相关信息，咨询如何配合使手术顺利开展，为自己树立信心。 （3）搜索此类失败病例的报道。

续表

6. 最终合理的结论是什么？	麻醉后，手术顺利，大概率顺利醒来，存在的风险很小。
7. 如果您是李大妈的朋友，会对李大妈说什么？	通过对比自动思维和与自动思维相反想法的证据，我们能够得出结论，最可能的结果是手术顺利，能够正常醒来。目前的担忧和焦虑对您所面临的境况没有什么帮助，反而会导致身心不适。但是您可以做点什么争取最好的结果。比如，跟同病房病友交流，获得同伴支持；积极配合术前检查，与医生多沟通病情，获得相关医疗信息；向家人或朋友倾诉自己焦虑的情绪，寻求心理支持，树立手术成功的信心；最终在心理上和生理上做好术前准备。

第二节 发散思维

✚ 一、发散思维技术学习

导语： 通过前面的学习，我们已经了解到认知是情绪和行为问题的直接原因，改变认知，情绪和行为问题就自然得到解决。在生活中，我们经常会遇到一些人，当他们面临某个特定的客观情境时，虽然不清楚具体原因，但是会直观地做出一些消极的解读，导致自身焦虑、紧张或猜疑。在不良情绪的影响下，他们可能进一步做出不理性的行为。

今天我们要训练的认知行为技术是**发散思维技术**。该技术可以让我们拓宽思维，尝试从多个角度思考，分析各种可能性，最终帮助我们做出理性的判断和行为。

案例： 笑笑12岁了，读小学五年级，一直由其奶奶（张阿姨）照顾。笑笑每天下午5：00放学回家。今天，张阿姨准备好晚饭后已经6：30了，发现孙女没有像往常一样回家，心里有些不安。随着时间的推移，不安的情绪不断加剧，张阿姨在门口来回踱步，家务也没心思做了。张阿姨给还在出差的儿子和儿媳打去电话，告诉他们笑笑还没有回家，表达了自己焦虑的心情，反复猜测孩子是不是出了什么意外？被拐走了？被车撞了？老伴反复安慰她，但是依然没有缓解她焦虑的情绪，张阿姨开始手心出汗，心慌。

1. 假设张阿姨是您的邻居和朋友，您回家时正好遇到在门口踱步的她，看到她如此担心焦虑，您觉得怎样才能帮助她缓解紧张焦虑的情绪呢？

2. 在这个案例中，您能从我们之前的学习中提炼出张阿姨面临的客观情境、自动思维、情绪反应、行为反应或生理反应吗？

客观情境： 过了放学时间，孙女没有按时回家

自动思维： 孙女出了意外

情绪反应： 焦虑

生理反应： 手心出汗，心率加快

3. 我们知道，客观情境是既定发生的，我们没办法改变，但是可以通过改变我们的认知，改变自动思维，找到替代思维，从而改变情绪，在理性情绪的指导下做出理性的行为。当面临某个客观事实时，张阿姨在不清楚具体原因的前提下，主观地做出了一些消极的推断和解读，导致自身紧张和焦虑。

4. 发散思维技术是针对已经出现的状况和情境，拓展思维，从多个角度

去考虑各种可能性或原因,并且寻找各种可能性的证据支持,得到可能性最高的解释,缓解不良情绪。包括五个步骤:

第一步:确定客观事实和现象。

第二步:寻找更多可能的解释或原因。

第三步:尽量为每个解释寻找证据支持。

第四步:评估各种可能性发生的概率。

第五步:采取行动来验证可能性。

第一步:确定客观事实和现象。在以上案例中,客观情境是过了放学时间,孙女没有按时回家。张阿姨的自动思维是孙女出了意外(被车撞了、被拐走了),导致了焦虑的情绪反应和不适的生理反应。

第二步:寻找更多可能的解释或原因。除了张阿姨心里想到的两种可能,您觉得是否还有其他更多的可能呢?比如被老师留下来补课,参加课外兴趣小组,到同学家去了,路上贪玩忘记回家了等。

第三步:寻找证据支持。①反驳被车撞的证据:现在小区附近的马路基本实行人车分流,学生放学或下班高峰时间段,每个路口也有交警指挥,路况相对较安全,且近几年都没有发生交通事故。②反驳被拐走的证据:孙女就读的学校,近几年没有关于十多岁的孩子在放学途中遭到诱拐的相关报道。③在学校学习或参加活动的证据:这个学期和上个学期的确有这种情况。④路上贪玩忘记回家的证据:确实出现过跟同学跑去排队买小吃,结果晚回家的情况。

第四步:评估各种可能性发生的概率。通过以上分析,您觉得各种可能性发生的概率会是多少?

孙女放学没有回家,很可能是在学校学习或参加活动或路上贪玩忘记回家。

第五步:采取行动来验证可能性。您觉得张阿姨可以采取哪些行动对这些可能性进行验证呢?

(1)给老师打电话验证。

(2)给笑笑好朋友的家长打电话验证。

(3)去放学回家的路上找找。

5. 通过发散性思维,张阿姨发现笑笑放学没有按时回家,其实有多种可能,并且自己可以通过行动进行验证,她也就没有那么焦虑了,心慌出汗的情况也缓解了。

6. 在日常生活中,您能想到可以应用到发散思维技术的经历吗?下次会面的时候,我们一起讨论一下。

发散思维技术学习

二、发散思维技术应用

导语：上次我们学习了发散思维技术，针对已经出现的状况和情境，拓展思维，从多个角度去考虑各种可能性或原因，并且寻找各种可能性的证据支持，得到可能性最高的解释，缓解不良情绪。我们先回顾一下上次的案例。张阿姨的孙女放学没有按时回家，张阿姨在不清楚具体原因的情况下，直观地做出一些消极的解读，导致自身紧张和焦虑。通过发散思维技术，张阿姨发现孙女放学没有按时回家有多种可能性，并且自己可以通过行动进行验证，自己紧张焦虑的心情得到了缓解，并且做出了理性的判断和行为。

1. 您生活中有发现某个可以应用发散思维技术的情境吗？
2. 在这个情境里，客观事实和现象是什么？
3. 有哪些可能的解释或原因？
4. 每个解释或原因的证据支持有哪些？
5. 各种可能性发生的概率是多少？
6. 可以采取哪些行动来验证可能性呢？
7. 通过这一认知行为技术的学习，您有什么感想吗？

如果老人无法提供相关情境：询问老人"如果您实在想不出相关的情境，您周围的人有遇到过此类情境吗？"如果依然没有，我们尝试分析一下下面的例子。

案例：68岁的王阿姨每周都会与在外地工作的女儿通电话，可是自从上次通话后，已经过去了9天，女儿一直没有给自己打电话。今天早上王阿姨主动给女儿打去电话，却一直没人接听。王阿姨一下子就慌了，担心女儿肯定是生病了或者出了什么意外，不停地给女儿打电话，越来越焦虑。

1. 在这个案例中，情境、自动思维、情绪和行为反应分别是什么？
2. 王阿姨遇到的客观情境是什么？
3. 对于这一客观情境，还有哪些可能的解释或原因吗？
4. 每种可能的解释或原因的证据支持有哪些？
5. 各种可能性发生的概率是多少？
6. 可以采取哪些行动来验证可能性呢？
7. 如果您是王阿姨的朋友，会怎么劝她？

思考后，可以与下一页的参考答案进行对比。

发散思维技术应用

案例分析参考答案卡

案例： 68岁的王阿姨每周都会与在外地工作的女儿通电话，可是自从上次通话后，已经过去了9天，女儿一直没有给自己打电话。今天早上王阿姨主动给女儿打去电话，却一直没人接听。王阿姨一下子就慌了，担心女儿肯定是生病了或者出了什么意外，不停地给女儿打电话，越来越焦虑。	
1. 在这个案例中，情境、自动思维、情绪和行为反应分别是什么？	**情境：** 女儿9天没有打电话，拨打女儿电话持续无人接听。 **自动思维：** 女儿生病了或者出了什么意外。 **情绪反应：** 焦虑。 **行为反应：** 不停地给女儿打电话。
2. 王阿姨遇到的客观情境是什么？	女儿9天没有给她打电话，拨打女儿电话持续无人接听。
3. 对于这一客观情境，还有哪些可能的解释或原因吗？	（1）女儿生病了或者出了什么意外。 （2）女儿的手机坏了。 （3）女儿的手机丢了。 （4）女儿正在参加比较重要的活动，手机需要静音或关机。
4. 每种可能的解释或原因的证据支持有哪些？	（1）女儿生病了或者出了什么意外的证据：目前尚不能确认，没有证据支持。 （2）女儿的手机坏了的证据：以前手机曾经坏过，出现过无法接听电话的情况。 （3）女儿的手机丢了的证据：女儿以前没有丢过手机，没有证据支持，但是身边的亲友曾经经历过类似的情况。 （4）女儿正在参加比较重要的活动，手机需要静音或关机的证据：此类证据很多，女儿在考试或参加比较重要的活动，手机经常关机。
5. 各种可能性发生的概率是多少？	王阿姨的女儿很可能正在参加比较重要的活动，手机需要静音或关机，综合分析，概率在60%以上。
6. 可以采取哪些行动来验证可能性呢？	（1）给女儿好朋友打电话求证，并请求帮助联系女儿。 （2）给女儿同事打电话求证，如果遇到女儿，敦促让其尽快与家里联系。

续表	
7. 如果您是王阿姨的朋友，会怎么劝她？	目前，您女儿因为什么原因一直没有接电话还不清楚，不能贸然下结论，导致自己过分焦虑。焦虑的情绪对目前的状况是没有帮助的，还可能使我们做出不理智的决定或行为。先静下心来理智思考一下会有哪些可能，通过我们以上的分析，她很可能正在参加比较重要的活动，手机需要静音或关机。稍安勿躁，先打电话给她的朋友或同事，询问一下情况，稍晚一些再尝试联系您女儿。 如果晚一些依然联系不到她，我们可以委托其工作所在地的亲友到女儿单位找她，甚至跟当地派出所联系。

第三节　诸多可能

⊕ 一、可能性区域技术学习

　　导语： 通过前面几次的介绍，我们已经了解认知是情绪和行为问题的直接原因，改变认知，情绪和行为问题就自然得到解决。对于一些抑郁悲观的人来说，他们对事情的发展往往持悲观态度。这类情绪问题的处理，通常需要使用可能性区域技术。可能性区域技术让人们意识到还没有发生或即将发生的事情存在多种可能，结果不一定都是坏的，而是从好到坏的一个可能性区域范围。**可能性区域技术**可以纠正人们对未来消极否定的认知，改善抑郁悲观的情绪。

　　案例： 退休后的金大爷有个梦想——带着老伴自驾周游全国，因此报名了驾照考试。金大爷第一次考试没有通过，第二次考试安排在下周，由于对第一次考试的失利耿耿于怀，金大爷对即将进行的第二次考试感到非常紧张焦虑。金大爷认为自己年纪大了，没办法跟年轻人比，练车时间也不够，这次考试肯定不会通过。因此打起了退堂鼓，每天磨磨蹭蹭不去驾校练车。

　　1. 假设您是金大爷的朋友，当他向您提及此事时，您会怎样帮助他呢？
　　2. 在这个案例中，您能从我们之前的学习中提炼出金大爷面临的客观情境、自动思维、情绪反应、行为反应或生理反应吗？
　　客观情境： 下周进行驾照考试
　　自动思维： 这次考试肯定不会通过
　　情绪反应： 紧张焦虑
　　行为反应： 不去驾校练车
　　3. 我们知道，金大爷的焦虑是因为担心消极的结果，而预期的消极结果可能进一步使他产生不良的情绪。客观情境是既定的，下周驾照考试，我们没办法改变，但是可以通过改变他的认知从而改变情绪和行为。
　　4. 可能性区域技术是对于即将发生的事情，使主观只想到消极结果的人们认识到事情的结局有多种可能，是从好到差的一个可能性区域。可能性区域技术的核心是**面对难题，争取最好**。包括四个步骤：
　　第一步：最差的结果是什么？最好的结果是什么？最可能的结果是什么？
　　第二步：支持最差的结果的证据是什么？支持最好的结果的证据是什么？支持最可能的结果的证据是什么？
　　第三步：如果最差的结果发生了，该怎么办？

第四步：是否可以做点什么，争取最好的结果？

5. 第一步：在以上案例中，金大爷面对即将进行的驾照考试，自动思维是这次考试肯定不会通过，这是最差的结果。最好的结果是通过考试，最可能的结果其实是不确定的，其取决于金大爷最近的练习情况以及考试时的心态。

第二步：支持最差的证据包括：年纪大了，练车时间不足，上一次考试失败。支持最好结果的证据包括：曾经有人比金大爷年龄大，第二次考试顺利拿到了驾照；教练曾夸奖金大爷每次学习练车都很认真。综合证据，考试通过与否的概率各占一半。

第三步：如果最差的结果发生了，没有通过第二次驾照考试，他会怎么样？

（1）忍受老伴的唠叨。

（2）预约下一次考试。

第四步：是否可以做点什么，争取通过考试呢？

（1）积极练车，多请教教练。

（2）向通过考试的人求助经验。

（3）摆正心态，克服紧张的情绪。

6. 在日常生活中，您能想到可以应用到可能性区域技术的经历吗？下次会面的时候，我们一起讨论一下。

可能性区域技术学习

二、可能性区域技术应用

导语：上次我们学习了可能性区域技术，可能性区域技术的核心：面对难题，争取最好。对于即将发生的事情，使主观只想到消极结果的人们认识到事情的结局有多种可能，可能性区域是一个范围，从最差到最好。我们先回顾一下上次的案例：金大爷报名了驾照考试，但是第一次没有通过，在第二次考试前，金大爷认为自己年纪大了，练车时间不够，这次考试肯定不会通过，因此心里很焦虑，消极地对待练车和考试。通过可能性区域技术，金大爷意识到考试的结果有多种可能，可以通过积极的应对争取最好的结果。即使最坏的结果发生，也没什么大不了的。

1. 您生活中有发现某个可以应用可能性区域技术的情境吗？
2. 在这个情境里，客观事实和现象是什么？
3. 最差的结果是什么？最好的结果是什么？最可能的结果是什么？
4. 支持最差的结果的证据是什么？支持最好的结果的证据是什么？支持最可能的结果的证据是什么？
5. 如果最差的结果发生了，您怎么办？
6. 是否可以做点什么，争取最好的结果？
7. 通过这一认知行为技术的学习，您有什么感想吗？

如果老人无法提供相关情境：询问老人"如果您实在想不出相关的情境，您周围的人有遇到过此类情境吗？"如果依然没有，我们尝试分析一下下面的例子。

案例：一对老夫妻有一个独生子，从小非常优秀，老两口对他寄予厚望。儿子在国外完成学业后定居海外，目前已经结婚生子。以前儿子每年都会抽时间回国看望他们，近几年由于孩子小且工作繁忙，老两口已经两年多没有见到儿子了。随着年龄的增长，老两口身体越来越差，对天伦之乐也越来越渴望，想到将来孤苦无依的情形，陷入了抑郁当中。

1. 在这个案例中，情境、自动思维、情绪反应分别是什么？
2. 在这个情境里，客观事实和现象是什么？
3. 最差的结果是什么？
4. 最好的结果是什么？
5. 综合各种现实情况，最可能的结果是什么？
6. 如果最差的事情发生了，儿子一家一直没办法回国，老两口该怎么办？
7. 老两口还可以做点什么，争取最好的结果？

思考后，可以与下一页的参考答案进行对比。

案例分析参考答案卡

案例： 一对老夫妻有一个独生子，从小非常优秀，老两口对他寄予厚望。儿子在国外完成学业后定居海外，目前已经结婚生子。以前儿子每年都会抽时间回国看望他们，近几年由于孩子还小且工作繁忙，老两口已经两年多没有见到儿子了。随着年龄的增长，老两口身体越来越差，对天伦之乐也越来越渴望，想到将来孤苦无依的情形，陷入了抑郁当中。

1. 在这个案例中，情境、自动思维、情绪反应分别是什么？	**情境：** 老夫妻的独生子定居国外，两年没有回家探望他们。 **自动思维：** 儿子不能照顾他们，将来老了孤苦无依。 **情绪：** 抑郁。
2. 在这个情境里，客观事实和现象是什么？	儿子定居国外，由于孩子小、工作繁忙等原因，两年没有回家探望他们。
3. 最差的结果是什么？	老无所依、没人照顾、生病了无法自理。
4. 最好的结果是什么？	儿子回国居住，享受天伦之乐。
5. 综合各种现实情况，最可能的结果是什么？	儿子近期无法回来看望他们，等孩子长大一些，工作不忙碌时就会回来。
6. 如果最差的事情发生了，儿子一家一直没办法回国，老两口该怎么办？	（1）寻求政府和社区的帮助。 （2）向亲戚朋友求助。 （3）雇佣保姆照顾自己。 （4）入住条件较好的养老院。
7. 老两口还可以做点什么，争取最好的结果？	（1）保持乐观的生活态度，健康饮食、规律锻炼，保持身体健康。 （2）经常与儿子联系，与孙子孙女打视频电话，表达希望他们一家回国的想法。 （3）考察附近的养老机构。 （4）了解政府的养老政策。 （5）为突发健康事件做好预案准备，如家里设置一键呼救装置等。 （6）与拥有类似情况的亲戚朋友交流，获得经验和建议。 （7）保持良好的心态，经常与朋友相聚，参加文娱活动，结伴旅游等。

第四节　实践检验

➕ 一、行为试验技术学习

导语：通过前面的学习和训练，我们已经了解认知是情绪和行为问题的直接原因。改变认知和行为，通常需要先改变认知，通过改变认知带动行为的改变。之前学习的相关技术都需要证据支持，通过支持性证据来改变认知，继而改变行为。如果没有相应的证据，认知就不容易被改变，这时候就需要改变思维策略，**先试验性地改变行为，通过行为的改变带动认知的改变，最终巩固行为的改变。**

今天我们要训练的认知行为技术是**行为试验技术**。

案例：王阿姨是一个非常爱干净的人，每天用消毒洗手液洗手的次数多达几十次，由于太过频繁地洗手，手背的皮肤出现红疹，被诊断为接触性皮炎。王阿姨之所以如此频繁地洗手，是因为她觉得手上非常容易沾染细菌，如果不勤洗手，手上的细菌会进入人体，导致生病。

1. 假设您是王阿姨的好朋友，当她向您提及此事时，您会怎样帮助她呢？

2. 王阿姨的自动思维和行为反应是什么？

自动思维：不勤洗手会生病

行为反应：频繁洗手

3. 王阿姨频繁洗手的行为已经导致了不良的健康后果，您能想到哪些说服她的理由？

4. 对于不勤洗手会生病这一自动思维，反驳的证据可能不容易让王阿姨信服，这时我们可以通过行为试验技术找证据。

5. 行为试验就是自我寻找和制造证据的过程。当我们遇到过去的经验或证据不足以支持或反驳自动思维的信念时，可以进行行为试验，利用试验的结果检验想法的正确与否。

6. 通过让王阿姨试着减少每天洗手的次数，持续一周，观察自己是否会生病。如果没有生病，那就有支持自动思维的相反想法"减少洗手次数，也不会生病"。在接下来的日子里，王阿姨逐渐将洗手次数减少到正常水平，继续观察是否会生病。通过自身的试验结果，王阿姨最终相信减少洗手次数身体也不会生病，并逐渐养成了健康的洗手习惯。

7. 行为试验技术可以用来反驳旧的信念，支持新的信念。在日常生活中，您能想到可以应用到行为试验技术的经历吗？下次会面的时候，我们一起讨论一下。

行为试验技术学习

二、行为试验技术应用

导语：上次我们学习了行为试验技术，当我们遇到过去的经验或证据不足以支持或反驳自动思维的信念时，可以进行行为试验，利用试验的结果检验想法的正确与否。我们先回顾一下上次的案例：王阿姨觉得手上非常容易沾染细菌，不勤洗手会生病，因此非常频繁地洗手，导致手部皮肤出现红疹，被诊断为接触性皮炎。通过行为试验技术，减少洗手次数，观察自身的试验结果，王阿姨最终相信减少洗手次数，身体也不会生病，并逐渐养成了健康的洗手习惯。

1. 您生活中有发现某个可以应用行为试验技术的情境吗？
2. 在这个情境里，不合理的自动思维是什么？
3. 对于这一思维，您能想到哪些支持证据和反驳证据？
4. 为什么现有的证据说服力不够？
5. 您打算如何设计行为试验？
6. 行为试验的结果存在哪几种可能？意义是什么？
7. 通过这一认知行为技术的学习，您有什么感想吗？

如果老人无法提供相关经历：询问老人"如果您实在想不出相关的情境，您周围的人有遇到过此类情况吗？"如果依然没有，我们尝试分析一下下面的例子。

案例：熟悉李阿姨的人都夸赞李阿姨脾气好，从不与人争执，遇到事情也会尽量迁就别人。退休后，李阿姨一直在儿子家帮忙带孩子，为了避免婆媳矛盾，事事都按照儿媳的习惯和想法办，婆媳关系和睦，从来没有出现红脸或争吵。最近，李阿姨的好朋友联系到她，说下个月单位工会组织退休职工到邻省的景区两日游，邀请她和几个要好的老姐妹一同前往。李阿姨非常心动，但是又怕儿媳认为自己贪玩，不想带孩子，惹儿媳生气，心里非常焦虑，最近一直心事重重、郁郁寡欢。

1. 在这个案例中，情境、自动思维、情绪反应分别是什么？
2. 假设李阿姨向您提及此事，您会怎样帮助她呢？
3. 李阿姨的自动思维，有相关支持或反驳的证据吗？
4. 如果进行行为试验，应该怎样做呢？
5. 行为试验的结果存在哪几种可能？意义是什么？

思考后，可以与下一页的参考答案进行对比。

行为试验技术应用

案例分析参考答案卡

案例：熟悉李阿姨的人都夸赞李阿姨脾气好，从不与人争执，遇到事情也会尽量迁就别人。退休后，李阿姨一直在儿子家帮忙带孩子，为了避免婆媳矛盾，事事都按照儿媳的习惯和想法办，婆媳关系和睦，从来没有出现红脸或争吵。最近，李阿姨的好朋友联系到她，说下个月单位工会组织退休职工到邻省的景区两日游，邀请她和几个要好的老姐妹一同前往。李阿姨非常心动，但是又怕儿媳认为自己贪玩，不想带孩子，惹儿媳生气，心里非常焦虑，最近一直心事重重、郁郁寡欢。

1. 在这个案例中，情境、自动思维、情绪反应分别是什么？	**情境**：朋友邀请李阿姨外出两日游。 **自动思维**：儿媳会生气。 **情绪反应**：焦虑抑郁。
2. 假设李阿姨向您提及此事，您会怎样帮助她呢？	可以通过行为试验技术，鼓励李阿姨与儿媳沟通，帮助李阿姨缓解目前的焦虑抑郁情绪。
3. 李阿姨的自动思维有相关支持或反驳的证据吗？	由于李阿姨没有经历过类似的情境，因此没有支持或反驳这一自动思维的相关证据。
4. 如果进行行为试验，应该怎样做呢？	鼓励尝试着与儿子和儿媳沟通，表达希望与好朋友一起参加单位工会组织的退休职工两日游活动。
5. 行为试验的结果存在哪几种可能？意义是什么？	行为试验存在2种可能： （1）儿媳非常爽快地答应下来，同意李阿姨参加单位组织的外出活动，这是最理想的状态，李阿姨焦虑抑郁的情绪也就马上缓解。 （2）儿媳不同意李阿姨外出，这时李阿姨可以跟朋友解释自己需要在家带孩子，遗憾不能前往的事实，安心在家，心理上也就不再焦虑。 **注意**：在行为试验实施过程中，还可以通过"中间人"进行关系的调节和问题的解决，以获得最理想的结果，比如先与儿子交流，表达自己强烈的意愿，再通过儿子与儿媳沟通，可以避免产生正面的冲突。

第五节　权衡得失

➕ 一、代价收益分析技术学习

导语：通过前面的学习和训练，我们已经了解认知行为治疗技术的应用可以改变我们对歪曲的自动思维的相信程度。形成替代思维后，为了进一步促进我们接受这一想法，并做出相应的行为改变，可以利用**代价收益分析技术**。代价收益分析技术分别分析相信某种观念需要付出的代价和收益，从而激发人们改变或接受某一观念。

案例：赵先生退休多年，孙子已经上初中，不再需要自己帮忙接送。上周赵先生的朋友邀请他一起参加老年书法俱乐部，共同学习研究书法。虽然自己年轻时曾经有过一段时间爱好书法，有当书法家的心愿，但后来没有坚持下来。而且参加老年书法俱乐部需要每年交2000元会员费和材料费。赵先生说："一把年纪了，感觉现在学习书法意义不大，还浪费时间和金钱"，同时又觉得心有不甘，因此一直犹豫不决。

1. 这个案例中，赵先生所遇到的客观情境、自动思维、替代思维是什么？

客观情境：朋友邀请自己参加老年书法俱乐部

自动思维：学习书法意义不大，浪费时间和金钱

替代思维：学习书法有意义，不是浪费时间和金钱

2. 如果您是赵先生的朋友，您会怎样引导说服他？

3. 代价收益分析技术主要用来分析认知想法所能带来的益处（收益）和需要付出的代价，通过对比旧的认知（自动思维）和新的认知（替代思维）的收益和代价，权衡利弊，帮助人们做出更有利的决定，采取相应的行为。

4. 如果赵先生选择相信不同的想法，会有什么影响？

相信自动思维：学习书法意义不大，浪费时间和金钱

益处：不用交会员费和材料费，每年省下2000元钱。

代价：①每天闲在家，可能感到无聊；②没有志同道合的朋友可以交流；③年轻时的书法爱好彻底搁置，留有遗憾。

相信替代思维：学习书法有意义，不是浪费时间和金钱

益处：①定期外出参加书法活动，促进身体健康；②参加集体活动，心情愉悦，促进积极情绪；③实现年轻时没有完成的心愿，促进自我价值的实现；

④结交新的朋友,获得社会支持。

代价:①2000元会员费和材料费;②付出一定的时间和努力。

5. 通过权衡,您觉得哪种思维更有益?赵先生会选择相信哪种思维,做出何种行动?

6. 代价收益分析技术可以用来帮助做出决策,尤其是在做出某个决定面临阻力的时候。在日常生活中,您能想到可以应用代价收益分析技术的经历吗?下次会面的时候,我们一起讨论一下。

代价收益分析技术学习

二、代价收益分析技术应用

导语： 上次我们学习了代价收益分析技术，当我们做出某个决定面临阻力的时候，可以进行代价收益分析，通过对比旧的认知（自动思维）和新的认知（替代思维）的收益和代价，权衡利弊，改变认知和行为。我们先回顾一下上次的案例。赵先生的朋友邀请他参加老年书法俱乐部，赵先生一方面觉得学习书法意义不大，浪费时间和金钱；另外一方面又觉得心有不甘，希望实现年轻时的梦想。通过代价收益分析，对比旧的认知（自动思维）和新的认知（替代思维）的收益和代价，权衡利弊，做出了合理的决定。

1. 您生活中有发现某个可以应用代价收益技术的情境吗？
2. 在这个情境里，自动思维和替代思维分别是什么？
3. 选择相信不同的想法，会有什么影响？益处是什么，代价是什么？
4. 通过权衡，您觉得哪种思维更为有益？最终选择相信哪种思维？做出何种行动？
5. 通过这一认知行为技术的学习，您有什么感想吗？

如果老人无法提供相关情境：询问老人"如果您实在想不出相关的情境，您周围的人有遇到过此类情况吗？"如果依然没有，我们尝试分析一下下面的例子。

案例： 孙阿姨年轻时身材苗条、面容清秀，喜欢跳舞，步入老年后身体脂肪堆积，逐渐变成了"土肥圆"，年轻时跳舞的自信也消失殆尽。由于担心别人笑话，近两年放弃了以前经常参加的广场舞，每天不是在家追剧，就是看美食节目，体重越来越不受控制。孙阿姨最近体检发现血脂严重超标，女儿担心她的身体，劝她重拾跳舞爱好，积极参加广场舞活动。但是孙阿姨不好意思在人群面前展示肥胖的身体，感觉很丢脸，不想参加，并且自己已经习惯了在家追剧，稍一活动，全身就会浸满汗水。

1. 这个案例中，孙阿姨所遇到的客观情境、自动思维是什么？
2. 如果您是孙阿姨的女儿，您会怎样引导说服她？
3. 如何使用代价收益技术？
4. 如果孙阿姨选择相信不同的想法，会有什么影响？其益处和代价分别是什么？
5. 通过权衡，您觉得哪种思维更为有益？可以做出何种行动？

思考后，可以与下一页的参考答案进行对比。

代价收益分析技术应用

案例分析参考答案卡

案例：孙阿姨年轻时身材苗条、面容清秀，喜欢跳舞，步入老年后身体脂肪堆积，逐渐变成了"土肥圆"，年轻时跳舞的自信也消失殆尽。由于担心别人笑话，近两年放弃了以前经常参加的广场舞，每天不是在家追剧，就是看美食节目，体重越来越不受控制。孙阿姨最近体检发现血脂严重超标，女儿担心她的身体，劝她重拾跳舞爱好，积极参加广场舞活动。但是孙阿姨不好意思在人群面前展示肥胖的身体，感觉很丢脸，不想参加，并且自己已经习惯了在家追剧，稍一活动，全身就会浸满汗水。	
1. 这个案例中，孙阿姨所遇到的客观情境、自动思维是什么？	**客观情境：**女儿劝自己重新参加广场舞活动。 **自动思维：**身体很胖，丢人，太累，不想参加。
2. 如果您是孙阿姨的女儿，您会怎样引导说服她？	可以利用代价收益技术，帮孙阿姨分析选择相信不同的想法，会有什么代价以及最终的收益是什么，从而逐渐改变自动思维，最终改变久坐不动的行为。
3. 如何使用代价收益技术？	帮孙阿姨识别自动思维，找到替代思维（积极参加活动，虽然很累，但有益健康，不丢人），通过对比自动思维和替代思维的收益和代价，权衡利弊，做出更有利的决定，采取相应的行为。
4. 如果孙阿姨选择相信不同的想法，会有什么影响？其益处和代价分别是什么？	（1）选择相信自动思维：身体很胖，丢人，太累，不想参加。 **益处：**不用外出，不会出汗，也不觉得疲惫。 **代价：**体重继续增加，血脂异常进一步发展，可能患心脑血管疾病，危及健康甚至可能导致死亡。 （2）选择相信替代思维：积极参加活动，虽然很累，但有益健康，不丢人。 **益处：**积极参加广场舞有助于减轻体重，达到减肥的目的，对自己的体形逐渐树立信心；参加集体活动有助于促进社交，愉悦心情，保持心理健康；经常活动还可以锻炼心肺功能，有助于预防老年慢性疾病，对关节也有一定的好处；此外，观看电视节目的时间减少，还有助于保护视力。 **代价：**参加活动时会出一身汗，开始身体可能不适应，会感到很累。

续表

| 5. 通过权衡，您觉得哪种思维更为有益？可以做出何种行动？ | 通过权衡利弊，选择相信替代思维更为有益，孙阿姨可以采取行动，与同龄人一起积极参加广场舞活动。 |

第六节　比下有余

✚ 一、评估零点技术学习

导语： 通过前面的学习和训练，我们已经掌握了 5 种关于自动思维的认知行为技术。自动思维的认知行为技术是在特定情境下，对具体歪曲的认知和行为进行修正。接下来我们继续学习另外 5 种关于中间信念的认知行为技术，从具体情境的具体想法上升到一般性的认知信念，关注认知方式和行为方式的改变，也就是做人做事方式的改变。

生活中总有一些人喜欢追求完美，被称为完美主义者，就像下面案例中的张阿姨一样，总是以最高标准来要求和评价自己，如果未能达到自己心目中的最高标准，就认为自己失败了。此类完美主义者往往只关注超越自己的人，而忽视不如自己的人，因此总是处于压力和挫败感中，产生很多困扰。

评估零点技术鼓励人们将比较的标准降低，与比自己低一些的标准进行比较，从而获得正面积极的情绪体验。当人们认识到对自己过于严苛，与完美点比较不恰当时，就会改变原有的认知。

案例： 张阿姨是老年合唱团的领唱，所在的"夕阳红"合唱团经常参加合唱比赛，去年参加完区里组织的合唱比赛后，获得了第二名，比赛结束后张阿姨责备自己表现不好，没有获得第一名，心情抑郁了好久。今年又一次参加比赛，获得了第一名，队员们都很高兴，但是张阿姨只高兴了一小会儿，又开始责备自己有几个音没唱好，未能获得满分，然后就开始担忧明年的比赛是否能继续获胜。

1. 案例中的张阿姨总是对自己的表现不满意，这是因为什么？
2. 张阿姨比较的完美点是什么？信念态度（为人处世的方式）是什么？合理吗？

完美点： 一直满分，第一名

信念态度： 做不到最好是很糟糕的

3. 如果您现在是张阿姨，如果将比较的标准降低一些，将比较最低点设置为前三名，您有什么感觉？（轻松？挫败？）

4. 询问张阿姨参加本次比赛的队伍有多少，张阿姨回答 12 支。最低分是 58 分，最高分是 89 分，他们获得了最高分。如果您是张阿姨，当与 12 支队伍的最后一名相比时，您有什么感觉？

5. 和不同零点进行比较，内心的感觉会有什么变化？

6. 通过降低比较标准，与更低的标准进行比较，接纳不完美，做到适度比较、尽力而为，可以纠正自己消极的情绪。在日常生活中，您能想到可以应用到评估零点技术的经历吗？下次会面的时候，我们一起讨论一下。

评估零点技术学习

二、评估零点技术应用

导语： 上次我们学习了评估零点技术，将比较的标准降低，与比自己低一些的标准进行比较，从而获得正面积极的情绪体验，以纠正消极的情绪。我们先回顾一下上次的案例：张阿姨是老年合唱团的领唱，凡事都要完美，都要争第一，即使合唱比赛获得了第一名，依然不满意，持续处于消极的情绪当中。通过评估零点技术，降低比较标准，与更低的标准进行比较，接纳自己的不完美，做到适度比较、尽力而为，最终纠正了消极的情绪。

1. 您生活中有发现某个可以应用评估零点技术的情境吗？
2. 您当时比较的最高标准是什么？
3. 当与最高标准比较的时候，有什么情绪体验？
4. 如果降低比较标准，可以设置哪些评估零点？
5. 与不同的评估零点进行比较时，有什么感觉？
6. 通过这一认知行为技术的学习，您有什么感想吗？

如果老人无法提供相关情境：询问老人"如果您实在想不出相关的情境，您周围的人有遇到过此类情况吗？"如果依然没有，我们分析一下中国的这句俗语"众人纷纷说不齐，别人骑马我骑驴；回头看看推车汉，比上不足比下有余"。

1. 您是怎么理解这句话的？
2. 这句话所包含了两个评估零点，较高的标准和较低的标准分别是什么？
3. 与不同的评估零点进行比较，会有什么情绪体验？
4. 与哪个标准进行比较更能体验到满意和快乐的情绪呢？
5. 这句话对您有什么启示？

思考后，可以与下一页的参考答案进行对比。

评估零点技术应用

案例分析参考答案卡

案例： 俗语"众人纷纷说不齐，别人骑马我骑驴；回头看看推车汉，比上不足比下有余"。	
1. 您是怎么理解这句话的？	看见前面的人骑着高头大马，而自己只能骑驴，感觉自己比不上人家。但是回头看看身后推着一车子货物，累得满头大汗的推车汉，才发现自己虽然比上不足，但是比下却绰绰有余。
2. 这句话所包含了两个评估零点，分别是什么？	**较高的标准：** 骑马 **较低的标准：** 推车
3. 与不同的评估零点进行比较，会有什么情绪体验？	与较高的标准进行比较，会感到沮丧，心有不足，产生消极的情绪体验。 与较低的标准进行比较，内心会满足，获得好的情绪体验。
4. 与哪个标准进行比较更能体验到满意和快乐的情绪呢？	与较低的标准进行比较更能体验到满意和快乐的情绪。
5. 这句话对您有什么启示？	在日常生活中，不要过分攀比，应该接纳不完美，做到适度比较，任何事只要尽力而为就好。

第七节 中庸之道

⊕ 一、认知连续体技术学习

导语： 在开始我们的学习之前，我们先看一张图片，下面这支铅笔是白色的还是黑色的？

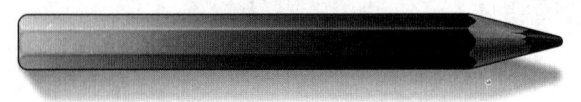

从黑到白渐变铅笔

这是一支从黑到白的渐变铅笔，但是如果只关注一个局部，有些人的回答可能会是"白色铅笔"或"黑色铅笔"。在我们的日常生活中，人们对事物进行评价时，常常会走极端，"没有成功便是失败""不是好的就是坏的""不是对的就是错的""不是赢的一方就是输的一方""不是支持就是反对"等等。这些都是典型的黑白思维，是生活中常见的认知歪曲，把各种特定的情况划分为两个极端，非黑即白，忽略了两个极端之间存在的中间灰色地带。为了纠正这种认知歪曲，今天我们要训练的认知行为技术是**认知连续体技术**。

案例： 张大爷的父亲曾是一名医生，张大爷子承父业，自己也做了一辈子医生，张大爷儿子医学院毕业后也毫无悬念地做了医生。张大爷的孙子成绩优异，即将高考，张大爷对其寄予厚望，希望他能延续家族传统，考到医学院校。但是高考填报志愿时，孙子坚决要选择军事院校，要做一名军人。对于孙子的选择，张大爷感到无比沮丧。他觉得三代人几十年的铺垫和努力白费了，孙子的前途堪忧，因此久久无法释怀。

1. 张大爷的认知是否有不妥之处？

认知： 孙子不读医学院校，前途堪忧（是典型的黑白思维）。

2. 假设您是张大爷的好朋友，当他向您提及此事时，您会说什么？

3. 该案例可以使用认知连续体技术矫正"黑白思维"的两极化认知。通过思考更极端的情况，将之与现下情况进行对比，从而对现下状况的评价合理化，使人们的认知从黑白两个极端转移到中间的灰色地带中来，从而获得正面积极的情绪体验，纠正消极的情绪体验。

第一步：画一个带刻度的横标尺，坐标轴范围 0 ～ 100，0 表示没有任何糟糕的情况，100 表示极其糟糕。

第二步：对于现下的状况，在横标尺上做出评分。

第三步：提出可能出现的更差的状况，与更差的状况相比，对现下的状况重新评分。

第四步：重复以上步骤，不断提出更差更糟糕的情形，经过反复对比，重新对现下的情况进行定位。

4. 对于张大爷遇到的情境，开始，他在横标尺上标注的糟糕程度是 90。

5. 当我们告诉他，如果他的孙子同时出现学习成绩差并且想选择军事院校，这种糟糕的情况会给多少分？张大爷选择 95 分。

6. 再次询问张大爷，与学习成绩差并且想选择军事院校相比，成绩优异并且选择军事院校的情况，张大爷会给多少分？这次张大爷将分数调到 70 分。

7. 重复前面的步骤，如果出现一个更糟的情形，比如学习成绩差、想选择军事院校、体检时发现身体问题，这种糟糕的情况会给多少分？张大爷给这种情况的糟糕程度评为 100 分。再次与现在的情形（成绩优异并且选择军事院校的状况）相比，张大爷会给多少分？这次张大爷将分数调到 40 分。

8. 通过不断地对比和调整，张大爷的心情轻松了许多，不再那么沮丧。

9. 在改变了认知的前提下，张大爷认识到，即使孙子选择就读军事院校，情况也没有那么糟。同时思考是否可以做点什么兼顾彼此。如：跟孙子探讨是否有可能到军事院校就读医学专业，或报考军医大学等。

10. 在日常生活中，您能想到可以应用到认知连续体技术的情境吗？下次会面的时候，我们一起讨论一下。

认知连续体技术学习

二、认知连续体技术应用

导语：上次我们学习了认知连续体技术，通过思考更极端的情况，将之与现下情况进行对比，从而对现下状况的评价合理化，使人们的认知从黑白两个极端转移到中间的灰色地带中来，从而获得正面积极的情绪体验，以纠正消极的情绪。我们先回顾一下上次的案例：张大爷希望自己的孙子高考后就读医学院校，但是孙子执意要读军事院校，对于孙子的选择，张大爷感到无比沮丧。他认为孙子不读医学院校，前途堪忧，这是典型的黑白思维。通过认知连续体技术，不断将现在的状况跟更坏的情形进行比较，最终改变了认知，张大爷认识到，即使孙子选择就读军事院校，情况也没有那么糟。同时积极采取有效的行为，尽量兼顾到彼此。

1. 您生活中有发现某个可以应用认知连续体技术的情境吗？
2. 最开始的时候，您给这种糟糕的情况打多少分？
3. 您对比了哪些更糟糕的情形？
4. 对比之后，您的情绪有什么变化？
5. 通过这一认知行为技术的学习，您有什么感想吗？

如果老人无法提供相关情境：询问老人"如果您实在想不出相关的情境，您周围的人有遇到过此类情况吗？"如果依然没有，我们尝试分析一下下面的例子。

案例：张奶奶下楼准备骑电动自行车去买菜，发现车胎干瘪，没气了，经过仔细检查，在车胎上找到一颗大头钉，并且发现刹车片已经松动。张奶奶生气地说："今天真倒霉，又抢不到最新鲜的菜了，今天的晚饭估计也要很晚才能吃上了"，然后皱着眉头推着车子去了自行车修理点。

1. 如果您恰好在张奶奶旁边，您会怎样劝解她？
2. 如果让您使用认知连续体技术纠正张奶奶的负性情绪，您会怎么做？
3. 是否有比张奶奶所遇到的情形更糟糕的情况？分别是什么？
4. 与更糟糕的情况相比，面对当下所遇到的麻烦，张奶奶的心情有哪些变化？

思考后，可以与下一页的参考答案进行对比。

认知连续体技术应用

案例分析参考答案卡

案例：张奶奶下楼准备骑电动自行车去买菜,发现车胎干瘪,没气了,经过仔细检查,在车胎上找到一颗大头钉,并且发现刹车片已经松动。张奶奶生气地说:"今天真倒霉,又抢不到最新鲜的菜了,今天的晚饭估计也要很晚才能吃上了",然后皱着眉头推着车子去了自行车修理点。	
1. 如果您恰好在张奶奶旁边,您会怎样劝解她?	可以利用认知连续体技术,通过帮助张奶奶思考更糟糕的情况,将之与现下情况进行对比,从而对现下状况的评价合理化,最终获得正面积极的情绪体验,纠正消极的心情。
2. 如果让您使用认知连续体技术纠正张奶奶的负性情绪,您会怎么做?	(1)询问张奶奶现下的心情糟糕程度,之后对于现下的状况,在横标尺上做出评分。 (2)提出可能出现的更差的状况,与更差的状况相比,对现下的状况重新评价。
3. 是否有比张奶奶所遇到的情形更糟糕的情况?分别是什么?	(1)半路发现车胎没气,同时刹车片出现松动,附近没有自行车修理点。 (2)半路车胎没气了,骑行中刹车片失灵。
4. 与更糟糕的情况相比,面对当下所遇到的麻烦,张奶奶的心情有哪些变化?	与半路发现车胎没气或者骑行中刹车片失灵相比,重新对现下的情况进行定位,张奶奶发现目前的状况没有那么糟糕,心情也就变好了。

第八节 合理归因

一、饼图技术学习

导语：在日常生活中，当发生了某些事件时，我们经常会思考为什么会这样，分析导致这个结果的原因，这个行为被称为"归因"。常见的归因方式有内归因和外归因，内归因者常常把事件发生的原因归咎于自己，外归因者习惯把事件发生的原因归咎于别人。这些归因方法只把原因归为某个片面的因素，没有综合不同方面的影响，因此是歪曲不合理的，需要纠正这种认知歪曲，这时我们可以使用**饼图技术**。

案例：老王新买了一套高级鱼竿，兴奋地跟老李一起去湖边钓鱼，嘱咐老伴晚饭不要买菜，等他回来红烧杂鱼。日薄西山时，老王垂头丧气地回到了家，鱼桶空空，一条鱼也没钓到。老王抱怨地说道："都怪老李，他自己的技术不行，还非要在我旁边不停打窝子，鱼都吃饱了，怎么会上钩呢？"老王越想越气，晚饭都没好好吃。

1. 您认为老王的说辞属于内归因还是外归因？合理吗？
2. 某一事件的发生一般不是单一因素造成的，往往包含多个方面。所谓的饼图技术就是将一个圆（饼）切分成不同比例的若干部分，每个部分表示一个方面的因素，不同的比例大小代表该因素对事件发生的影响程度。

第一步：确定需要分析的事件。

第二步：讨论影响事件发生的各个因素（自身原因、他人原因、客观原因等）。

第三步：确定各个因素在饼图中的权重占比。

3. 对于老王的案例，为了纠正他外归因的歪曲认知，需以下三步。

第一步：确定需要分析的事件是一天没有钓到鱼。

第二步：讨论影响事件发生的各个因素。

（1）自身原因：新买的鱼竿用起来可能还不熟练；老王在旁边不停"打窝子"，自己没有劝阻或更换位置。

（2）他人原因：老王在旁边不停"打窝子"，把鱼喂饱了。

（3）客观原因：湖边风浪较大，鱼漂不好观察；选择的钓点水草很多，鱼钩鱼线容易缠到水草；鱼饵选择不当，准备的鱼饵是红蚯蚓，但是湖里主要以喜欢植物类饵料的青鱼和草鱼为主。

第三步：确定各个因素在饼图中的权重占比。通过分析，对于此次钓鱼失败，综合各种原因，老王最终得出的结论如下图：

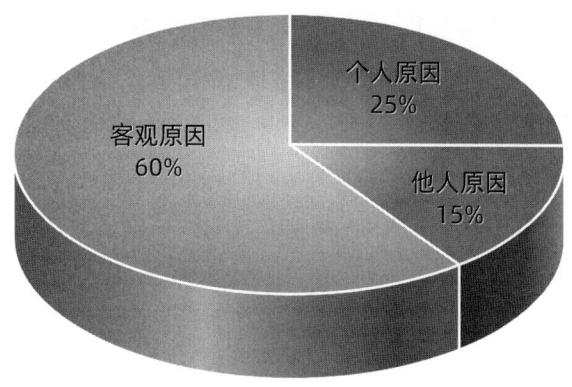

钓鱼失败原因权重占比

4. 通过饼图分析，老王认识到这次没有钓到鱼的主要原因是客观因素，自己过多地指责老李是不合理的，心情轻松了许多。

5. 关于行为改变，老王采取的行为首先是对老李表示了歉意，然后做好充足的准备，找个风和日丽的天气，再约老李一起去钓鱼，由于明白了影响结果的因素是多方面的，所谓"谋事在人，成事在天"，对于下次钓鱼结果的预期也做出了调整。

6. 在日常生活中，您能想到可以应用到饼图技术的情境吗？

饼图技术学习

二、饼图技术应用

导语： 上次我们学习了饼图技术，我们了解到事情的发生一般不是单一因素造成的，往往包含多个方面。通过饼图技术，对于某一事件发生的原因进行综合分析，纠正不合理的认知偏差，从而改善消极的情绪。我们先回顾一下上次的案例：老王和老李一起外出钓鱼，但是一整天都没有钓到，老王将钓鱼失败的原因归结到好朋友老李身上。通过饼图技术分析，老王认识到这次没有钓到鱼的主要原因是客观因素，自己过多地指责他人是不合理的，心情轻松了许多。

1. 您生活中有发现某个可以应用饼图技术的情境吗？
2. 发生的事件是什么？
3. 您最开始的归因是什么？有什么情绪体验？
4. 如果使用饼图技术，事件发生的各个因素（自身原因、他人原因、客观原因等）有哪些？
5. 各个因素在饼图中的权重占比是多少？
6. 最终的结论是什么？
7. 此时的情绪有什么改变？
8. 对于情绪和认知的改变，您有什么感想？

如果老人无法提供相关情境：询问老人"如果您实在想不出相关的情境，您周围的人遇到过此类情况吗？"如果依然没有，我们尝试分析一下下面的例子。

案例： 吴大爷老家有事，需要回去几天，走之前嘱托老伴一定要把自己在阳台上种的花草照看好，并详细说明了各种花草所需要的水、肥、阳光、温度等照看要点，怕老伴搞错，还记在了纸上。老伴深知吴大爷惜花如命，在他走后，细心照料，一点都不敢马虎，可是偏偏发生了意外。吴大爷走后第三天，原本风和日丽的天气，突然刮起了大风，把阳台遮阳窗帘吹开，吴大爷最喜欢的一盆君子兰在阳光下暴晒了一个下午，叶片上出现了黑色的斑点。吴大妈非常自责，不知如何跟老伴交代，责怪自己没有提前把窗户关好，更没有及时发现，自己的疏忽导致了这一结果，一直心情低落。

1. 如果您是吴大爷老伴的朋友，应该怎么劝解她呢？
2. 这个案例的核心事件是什么？
3. 吴大爷老伴对于花草受损这一事件的归因合理吗？
4. 吴大爷老伴的自责和担忧有用吗？
5. 如果让您引导吴大爷老伴使用饼图技术进行归因分析，您会怎么做？
6. 事件发生的各个因素（自身原因、他人原因、客观原因等）及占比是多少?

7. 通过饼图归因分析,吴大爷老伴的情绪会有哪些变化?
8. 还可以做点什么对既定事件进行弥补吗?

思考后,可以与下一页的参考答案进行对比。

饼图技术应用

案例分析参考答案卡

案例： 吴大爷老家有事，需要回去几天，走之前嘱托老伴一定要把自己在阳台上种的花草照看好，并详细说明了各种花草所需要的水、肥、阳光、温度等照看要点，怕老伴搞错，还记在了在纸上。老伴深知吴大爷惜花如命，在他走后，细心照料，一点都不敢马虎，可是偏偏发生了意外。吴大爷走后第三天，原本风和日丽的天气，突然刮起了大风，把阳台遮阳窗帘吹开，吴大爷最喜欢的一盆君子兰在阳光下暴晒了一个下午，叶片上出现了黑色的斑点。吴大妈非常自责，不知如何跟老伴交代，责怪自己没有提前把窗户关好，更没有及时发现，自己的疏忽导致了这一结果，一直心情低落。

1. 如果您是吴大爷老伴的朋友，应该怎么劝解她呢？	帮助吴大爷的老伴对这一事件发生的原因进行综合分析，纠正不合理的认知偏差，改善消极的情绪。
2. 这个案例的核心事件是什么？	吴大爷托老伴照料的君子兰的叶片出现黑色的斑点。
3. 吴大爷老伴对于花草受损这一事件的归因合理吗？	吴大爷老伴将花草受损的原因完全归结于自身，这种归因是不合理的。
4. 吴大爷老伴的自责和担忧有用吗？	自责和担忧无法改变现在的境况，无法逆转君子兰叶片已经出现的黑色斑点，只能导致心情低落。
5. 如果让您引导吴大爷老伴使用饼图技术进行归因分析，您会怎么做？	帮助吴大爷老伴分析导致花草受损的各个因素，对比各个因素的权重，改变完全归咎于自己的不合理归因。
6. 事件发生的各个因素（自身原因、他人原因、客观原因等）及占比是多少？	通过分析，自身原因和客观天气原因各占50%，出现花草受损不完全是自身的疏忽，天气变化等客观原因也是导致这一结局的重要因素。
7. 通过饼图归因分析，吴大爷老伴的情绪会有哪些变化？	一直低落的情绪有所改观。
8. 还可以做点什么对既定事件进行弥补吗？	（1）联系吴大爷，表达歉意，并询问是否有补救方法，或者向其他养花爱好者咨询。 （2）留意天气变化，及时关闭门窗，拉上窗帘，避免此类事件再次发生。 （3）在窗帘上安装夹子固定，防止被风吹开。

第九节 步步为营

一、多重环节技术学习

导语：有些时候，我们会把事情的发展想得过于简单，出现一些不合理的预期。这些预期有时过于乐观，有时过于悲观。当预期悲观，或事情的发展没有按照乐观的方向发展时，就会产生消极的情绪。比如一个小伙子看到一位美女，不假思索地联想：现在对她展开追求，明年结婚，第二年生一个孩子，孩子送到最好的国际幼儿园上学……甚至连孩子上大学要选的专业都想好了，心里感到非常开心。其实，这位美女是否单身还未可知，当小伙子知道美女已经有男朋友了之后，就会非常沮丧。

现实中，事情的发展往往不是直线的，而是迂回往复的，存在多个环节，有多种契机和可能。**多重环节技术**把事情发展的过程分为多个环节，讨论和分析每个环节发生的可能和条件，采取行动，扭转不利局面，尽量使事情向自己期待的方向发展。

案例：老王最近有些失眠，每当他躺在床上睡不着时，他就开始联想：电视节目曾说过，老年人如果长期睡眠不好，免疫功能会下降，患心血管疾病的概率大大增加，自己很可能会得心脏病或者脑梗，如果得了，自己这辈子就完了。自己才退休没几年，还没好好享受生活呢。他越想越焦虑，越焦虑越睡不着，第二天还出现了头疼的症状。

1. 您觉得老王的认知合理吗？
2. 多重环节技术将事情的发展过程分为若干阶段，并对每个阶段进行讨论分析，具体步骤如下。

第一步：把事情的发展过程分为多个环节或阶段。

第二步：讨论和分析每个环节可能的发展方向和需要的条件。

第三步：讨论可以采取哪些行动，扭转不利局面，使事物向自己期待的方向发展。

3. 在老王的案例中

第一步：把老王联想的事情的发展过程分为多个环节或阶段：失眠—免疫功能下降—患心脑血管疾病—人生尽毁。

第二步：每个环节可能的发展方向和需要的条件（大概需要多久）。

阶段一：失眠如果持续得不到改善（需要多久？），会导致免疫功能下降；

如果失眠能够得到改善，免疫功能不会下降。

阶段二：免疫功能如果出现下降（需要多久？），得不到提升，可能患病；如果得到及时治疗，不会患病。

阶段三：患脑血管疾病，得不到救治，人生尽毁；如果及时救治，疾病康复。

第三步：讨论可以采取哪些行动使事物向自己期待的方向发展。

阶段一：期待发展的方向是改善睡眠。可采取的措施：放松心情，白天多运动，睡前洗脚、喝一杯热牛奶等。

阶段二：如果睡眠一直得不到改善，为了避免出现免疫功能下降的情况，可以去看医生，必要时服药治疗。

阶段三：免疫下降并持续恶化，患心脑血管疾病，得不到及时救治，人生尽毁；如果及时救治，学习疾病的相关知识，早发现、早治疗，身体将很快康复，人生依然精彩。

4. 当老王意识到暂时的失眠并不可怕，通过采取措施可以缓解失眠，退一万步想，即使最坏的结果发生，也可以通过及时就医获得康复。焦虑的心情得到放松，失眠的症状也有所缓解。

5. 在日常生活中，您能想到可以应用到多重环节技术的情境吗？下次会面的时候，我们一起讨论一下。

多重环节技术学习

二、多重环节技术应用

导语：上次我们学习了多重环节技术，我们了解到事情的发展往往不是直线的，而是迂回往复的，存在多个环节，有多种契机和可能。通过多重环节技术，调整心态，消除焦虑，尽量把当下的环节做好，即使效果不尽如人意，下一阶段也可以尽力弥补。尽量使事物向自己期待的方向发展。我们先回顾一下上次的案例：老王由于失眠，想到了失眠会导致免疫力下降，免疫力下降可能会引发心血管疾病，如果患了心血管疾病，自己的下半辈子就毁了，陷入深深的焦虑当中。通过多重环节技术分析，老王意识到从失眠到心血管疾病有多重环节，暂时的失眠并不可怕，通过采取措施可以缓解失眠。退一万步想，即使最坏的结果发生，也可以通过及时就医获得康复。焦虑的心情得到放松，失眠的症状也有所缓解。

1. 您生活中有发现某个可以应用多重环节技术的情境吗？
2. 把事情的发展过程分为哪几个环节或阶段呢？
3. 每个环节可能的发展方向和需要的条件是什么？
4. 可以采取哪些措施，使事物向自己期待的方向发展？
5. 通过应用多重环节技术，您的情绪有什么改变？
6. 对于情绪和认知的改变，您有什么感想？

如果老人无法提供相关情境：询问老人"如果您实在想不出相关的情境，您周围的人有遇到过此类情况吗？"如果依然没有，我们尝试分析一下下面的例子。

案例：张阿姨的外孙是一名初中生，成绩优异，一直在班级名列前茅。今年暑假女儿女婿将他送到张阿姨家中。没几天张阿姨就发现外孙每天睡得很晚，沉迷于网络聊天和手机游戏。张阿姨劝他把注意力放到学习上，尽快完成带来的补习题册，但是外孙却说："那些题目我早就会了，没有什么意思，以我现在的成绩，肯定能考上北大清华。"

1. 如果您是张阿姨，听到外孙这样说，会有什么反应？
2. 如果使用多重环节技术，可以把张阿姨外孙考上大学的发展过程分为哪几个环节或阶段呢？
3. 每个环节可能的发展方向和需要的条件是什么？
4. 在这些环节中，可以采取哪些措施，使事物向外孙期待的方向发展？
5. 作为外婆的你会怎么引导外孙？
6. 多重环节技术给我们什么启示呢？

思考后，可以与下一页的参考答案进行对比。

多重环节技术应用

案例分析参考答案卡

案例：张阿姨的外孙是一名初中生，成绩优异，一直在班级名列前茅。今年暑假女儿女婿将他送到张阿姨家中。没几天张阿姨就发现外孙每天睡得很晚，沉迷于网络聊天和手机游戏。张阿姨劝他把注意力放到学习上，尽快完成带来的补习题册，但是外孙却说："那些题目我早就会了，没有什么意思，以我现在的成绩，肯定能考上北大清华。"	
1. 如果您是张阿姨，听到外孙这样说，会有什么反应？	在震惊的同时认为外孙的想法是不合理的，可以使用多重环节技术进行纠正，改变错误认知。
2. 如果使用多重环节技术，可以把张阿姨外孙考上大学的发展过程分为哪几个环节或阶段呢？	**阶段**：初中成绩持续优异—考上好的高中—高考顺利—考上清华北大。
3. 每个环节可能的发展方向和需要的条件是什么？	每个环节需要的条件是成绩优秀且升学考试顺利。
4. 在这些环节中，可以采取哪些措施，使事物向外孙期待的方向发展？	在这些环节中，任何一个阶段都需要努力，可以通过以下策略，争取获得最理想的结果： （1）养成良好的学习习惯，课前预习，课上认真听讲，积极参与老师的课堂教学，做好笔记，课后认真复习。 （2）时刻保持进取的心态，不满足于现状，不断提高自己的学习成绩。 （3）合理安排时间，建制订学习计划表。 （4）考试过程中，摆正心态、仔细审题。 （5）健康饮食，充足睡眠，劳逸结合。

续表

5. 作为外婆的你会怎么引导外孙?	通过多重环节技术，引导外孙认识到升学的过程分为多个环节，任何一个环节出错都可能导致与理想的大学失之交臂。之后进一步讨论和分析每个环节发生的可能和条件，采取行动，扭转不利局面，尽量使事情向自己期待的方向发展。
6. 多重环节技术给我们什么启示呢?	多重环节技术告诉我们，事情的发展不是线性的，是一个连续的多环节过程，坏的开头不等于坏的结果，好的开头不意味着好的结果，发展的过程当中，我们可以改变局面。

第十节　长顾后虑

➕ 一、照见未来技术学习

导语： 人们的行为往往受到当下结果的影响，而不容易受将来结果的影响。比如很多人想减肥却做不到"管住嘴、迈开腿"，因为"管住嘴、迈开腿"在当下会使人难受，即使知道减肥成功可以健康漂亮，还是控制不住自己。

照见未来技术就是把未来的结果呈现在人们面前，让未来的结果提醒和影响当下的行为。

案例： 赵大爷是多年的老烟民了，每天都要吸一包烟。最近，赵大爷听说曾经的一个同事因为肺癌去世，儿女也一直劝他戒烟，便产生了戒烟的想法，可是刚戒了没两天，就忍不住又开始吸了。老伴劝他坚持，他说："不吸烟太难受了，浑身不自在，以后的事情谁也说不准，也管不了那么多。"

1. 如果您是赵大爷的老伴，您会怎么劝他戒烟呢？
2. 照见未来技术通过某种方法让人们看到未来的结果，将之与当下的行为联系到一起，从而影响当下的行为决策。
3. 您能想到某种方法可以让赵大爷看到未来的结果吗？
（1）在赵大爷经常吸烟的地方贴上印有吸烟者肺的图片。
（2）给赵大爷观看戒烟纪录片，其中包含吸烟者与不吸烟者的肺的对比画面。
（3）跟赵大爷讨论，他的老同事去世后，其老伴生活艰辛、儿女悲痛的情形。
（4）向赵大爷展示吸烟者与不吸烟者癌症患病率的差异。
（5）孙子孙女偶尔来爷爷奶奶家，不可避免地会暴露在"二手烟"的环境中，给赵大爷看长期吸"二手烟"对家人身体健康的影响相关报道。
4. 通过以上文字、图片、数据、视频的真切提示，激发张大爷戒烟的动力和行为。
5. 在日常生活中，您能想到可以应用到照见未来技术的情境吗？下次会面的时候，我们一起讨论一下。

照见未来技术学习

二、照见未来技术应用

导语：上次我们学习了照见未来技术，照见未来技术通过把未来的结果呈现在人们面前，让未来的结果提醒和影响当下的行为。我们先回顾一下上次的案例：为了帮助赵大爷戒烟，通过展现未来的结果，以文字、图片、数据、视频的真切提示，激发赵大爷戒烟的动力和行为。

1. 您生活中有发现某个可以应用照见未来技术的情境吗？
2. 您通过哪种方法让自己看到未来结果的？
3. 通过这一技术的应用，您的行为有什么变化？
4. 对于行为和认知的改变，您有什么感想？

如果老人无法提供相关情境：询问老人"如果您实在想不出相关的情境，您周围的人有遇到过此类情况吗？"如果依然没有，我们尝试分析一下下面的例子。

案例：周大爷是一个脾气急躁的人，眼里不容沙子，最近家门口的通道上经常停着一辆私家车。由于路面比较窄，只能侧身通过，骑自行车上学的孩子也只能绕路，上次自己出去甚至差点摔到旁边的花坛里面。今天那辆车又停在了通道上，周大爷的火气一下子就窜了上来，拿起家里的锤子就往外走，气愤地说："明显就是故意停在那里的，我非把他车砸了不可，让他知道我的厉害"，老伴立即出来劝阻。

1. 如果您是周大爷的老伴，如何使用照见未来技术劝阻他？
2. 您会怎么说？
3. 周大爷意识到砸车的做法不妥、是冲动的行为的时候建议他改变行为，考虑其他的方法解决问题。

思考后，可以与下一页的参考答案进行对比。

照见未来技术应用

案例分析参考答案卡

案例： 周大爷是一个脾气急躁的人，眼里不容沙子，最近家门口的通道上经常停着一辆私家车。由于路面比较窄，只能侧身通过，骑自行车上学的孩子也只能绕路，上次自己出去甚至差点摔到旁边的花坛里面。今天那辆车又停在了通道上，周大爷的火气一下子就窜了上来，拿起家里的锤子就往外走，气愤地说："明显就是故意停在那里的，我非把他车砸了不可，让他知道我的厉害"，老伴立即出来劝阻。	
1. 如果您是周大爷的老伴，如何使用照见未来技术劝阻他？	通过把周大爷因为冲动可能导致的未来结果呈现在他的面前，使其认识到这一行为的不妥之处。
2. 您会怎么说？	（1）如果你真把车砸了，会怎么样？对方可能报案，自己可能被警察带走，还需要赔钱修车。 （2）如果对方也是火爆脾气，你们打起来会怎样？要么把对方打倒，要么被对方打倒。 （3）打架的结果会是什么？打输了住院，打赢了坐牢。 （4）如果自己住院或坐牢，老伴、孩子会怎样？每天以泪洗面，还要遭受别人异样的眼光。
3. 周大爷意识到砸车的做法不妥、是冲动的行为的时候，建议他改变行为，考虑其他的方法解决问题。	（1）在车上留下纸条，表达将车停在此处的不妥之处，希望车主以后停放在别的位置。 （2）如果以上方法不管用，联系小区物业，请物业介入处理。